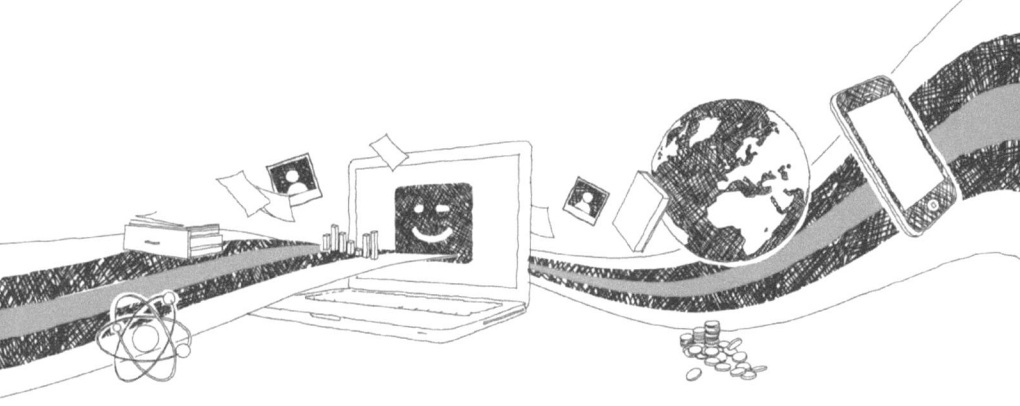
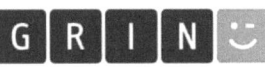

Bibliografische Information der Deutschen Nationalbibliothek:

Die Deutsche Bibliothek verzeichnet diese Publikation in der Deutschen National-
bibliografie; detaillierte bibliografische Daten sind im Internet über http://dnb.d-
nb.de/ abrufbar.

Dieses Werk sowie alle darin enthaltenen einzelnen Beiträge und Abbildungen
sind urheberrechtlich geschützt. Jede Verwertung, die nicht ausdrücklich vom
Urheberrechtsschutz zugelassen ist, bedarf der vorherigen Zustimmung des Verla-
ges. Das gilt insbesondere für Vervielfältigungen, Bearbeitungen, Übersetzungen,
Mikroverfilmungen, Auswertungen durch Datenbanken und für die Einspeicherung
und Verarbeitung in elektronische Systeme. Alle Rechte, auch die des auszugsweisen
Nachdrucks, der fotomechanischen Wiedergabe (einschließlich Mikrokopie) sowie
der Auswertung durch Datenbanken oder ähnliche Einrichtungen, vorbehalten.

Impressum:

Copyright © 2014 GRIN Verlag
Druck und Bindung: Books on Demand GmbH, Norderstedt Germany
ISBN: 9783668314573

Dieses Buch bei GRIN:

https://www.grin.com/document/341635

Marco Spiegel

Steigendes Gesundheitsbewusstsein in Deutschland. Die Rolle der Physiotherapie

GRIN Verlag

GRIN - Your knowledge has value

Der GRIN Verlag publiziert seit 1998 wissenschaftliche Arbeiten von Studenten, Hochschullehrern und anderen Akademikern als eBook und gedrucktes Buch. Die Verlagswebsite www.grin.com ist die ideale Plattform zur Veröffentlichung von Hausarbeiten, Abschlussarbeiten, wissenschaftlichen Aufsätzen, Dissertationen und Fachbüchern.

Besuchen Sie uns im Internet:

http://www.grin.com/

http://www.facebook.com/grincom

http://www.twitter.com/grin_com

Alice Salomon Hochschule Berlin

Ausbildungsintegrierender Bachelorstudiengang Physiotherapie / Ergotherapie

5. Semester

Hausarbeit

Das Gesundheitsbewusstsein in Deutschland steigt.

Welche Rolle nimmt die Physiotherapie ein?

eingereicht im Sommersemester 2014

am 31.07.2014

im Fach

Gesundheits- und Rehabilitationswissenschaften

Inhaltsverzeichnis

Abkürzungsverzeichnis

AOK	Allgemeine Ortskrankenkasse
ASH	Alice-Salomon-Hochschule
BGS98	Bundes-Gesundheitssurvey 1998
BMI	Body-Mass-Index
DEGS	Studie zur Gesundheit Erwachsener in Deutschland
DGE	Deutsche Gesellschaft für Ernährung
DKV	Deutsche Krankenversicherung
DOSB	Deutscher Olympischer Sportbund
GfK	Gesellschaft für Konsumforschung
IGeL	Individuelle Gesundheitsleistung
RKI	Robert-Koch-Institut
SES	Sozioökonomischer Status
WHO	Weltgesundheitsorganisation
ZVK	Deutscher Verband für Physiotherapie e. V.

Abbildungsverzeichnis

Hinweis:

In der nachfolgenden Arbeit wird zur Wahrung der Übersichtlichkeit und Lesbarkeit ausschließlich die männliche Schreibweise verwendet, die die weibliche Form mit einschließt.

1   Einleitung

In fast allen Seminaren, die sich mit Gesundheit beschäftigen, in den Medien und vom physiotherapeutischen Personal aus der Praxis wird über ein steigendes Gesundheitsbewusstsein in der deutschen Bevölkerung berichtet. Vor allem mediale Kampagnen geben beispielsweise durch das Bewerben von kalorienreduzierten und angeblich gesunden (Bio-)Lebensmitteln vor, wie man sich gesundheitsbewusst verhält. Ein entsprechender Lebensstil sorge für einen intakten Gesundheitszustand. Auch wenn die Umsetzung dieser Gesundheitsempfehlungen nicht immer einfach ist, führen sie zuweilen zu einem gesteigerten oder übertriebenen Gesundheitsbewusstsein. Oftmals wird der Begriff des Gesundheitswahns oder der Gesundheitsdiktatur gebraucht. Wer nicht mitmacht, gefährdet seine Gesundheit, so die verbreitete Meinung. Ein großer Teil der deutschen Bevölkerung strebt nach einer gesunden Lebensweise, die zuweilen gesundheitsfanatische Züge annimmt (vgl. Hinz et al. 2010, S. 203). Der Begriff „Healthism" steht für ein übertrieben hohes Gesundheitsbewusstsein, das alle Lebensbereiche beeinflusst und sogar von der WHO (Weltgesundheitsorganisation) als gesundheitsschädlich anerkannt wurde (vgl. WHO 2009, S. 31). Bei körperlichen Defiziten oder beim Entstehen bestimmter Krankheiten wird schnell ein untugendhafter und unachtsamer Lebensstil vermutet (vgl. Hoefert et al. 2011, S. 58).

Das Bundesministerium für Gesundheit (BMG) entwickelte zwischen 2000 und 2006 Gesundheitsziele und möchte so das Gesundheitsbewusstsein in der Bevölkerung stärken (vgl. BMG 2014a, Abschnitt 3). Der Bedarf und die Anzahl der in Anspruch genommenen Gesundheitsleistungen steigt (vgl. Hensen et al. 2011, S. 207). Nicht selten sorgt auch die Physiotherapie durch aktive Bewegungstherapie, aber auch zunehmend durch beratende und informierende Gespräche für ein gesteigertes Gesundheitsbewusstsein bei den Klienten. Vor allem der zweite Gesundheitsmarkt boomt: Gesundheitsprodukte, Biolebensmittel, Kurlaube oder Fitnesskleidung sind begehrt wie nie. Das Drängen von Politik, Wirtschaft und Gesellschaft zu einer gesunden Lebensweise ist allgegenwärtig, was wiederum ein moralisches Spannungsfeld zwischen persönlicher Freiheit, Selbstbestimmung und der „öffentlichen Sorge um die Gesundheit aller" (Brand, Engelhardt von, Simon & Wehkamp 2001, S. 12) erzeugt, zumal gar nicht klar ist, wer überhaupt die Berechtigung für die Empfehlung solcher Ziele hat.

Die vorliegende Arbeit ist in zwei Teile gegliedert: Im ersten Teil wird zunächst der Begriff Gesundheitsbewusstsein erläutert. Dann werden zwei aktuelle Studien des Robert-Koch-Instituts (RKI) und der deutschen Krankenversicherung (DKV) zur Gesundheit in Deutschland vorgestellt. Anhand der beiden Studien soll geklärt werden, ob das

Gesundheitsbewusstsein wirklich steigt und anhand welcher Parameter dies gemessen wird. Allen voran wird körperliche Aktivität und Bewegung als gesundheitsfördernd und krankheitsvermeidend hervorgehoben. Im Zusammenhang mit der Gesundheitsförderung und dem Gesundheitsverhalten sollen die Rolle und die Chancen der Physiotherapie betrachtet werden, deren zentraler Fokus auf Bewegung und Aktivität liegt. Im letzten Abschnitt des ersten Teils wird erläutert, wie Gesundheitsverhalten beeinflusst werden kann.

Im zweiten Teil der Arbeit wird die Rolle der Physiotherapie als Gesundheitsberuf und ihr Stellenwert im gesundheitsbewussten Deutschland dargestellt. Zunächst wird die Geschichte der Physiotherapie in Deutschland umrissen und geprüft, wie sich Physiotherapeuten weiterentwickeln können, wie sich dadurch neue Betätigungsfelder ergeben könnten und welcher Beitrag dadurch zur Gesundheitsförderung in Deutschland geleistet werden kann. In der vorliegenden Arbeit soll untersucht werden, ob es für Berufsgruppenangehörige der Physiotherapie Möglichkeiten gibt, sich auf dem zweiten Gesundheitsmarkt zu etablieren, das gestiegene Bewusstsein für Gesundheit für sich zu nutzen und einen weiteren Beitrag zur Gesundheitsförderung in Deutschland zu leisten. Denn das unterdurchschnittliche Gehalt vieler Physiotherapeuten sorgt häufig für Unzufriedenheit aus der heraus sie Möglichkeiten zur Verbesserung ihrer beruflichen Situation suchen. Der sich daraus ergebende Zwiespalt zwischen Wirtschaftlichkeit und Berufspolitik wird am Ende dieser Arbeit thematisiert.

2 Das Gesundheitsbewusstsein in Deutschland

Gesundheit ist in der deutschen Bevölkerung unabhängig von der gesellschaftlichen Schicht der wichtigste Lebensbereich (vgl. Hinz 2010, S. 13) und zählt zu den wichtigsten Gütern für die Menschen in Deutschland (vgl. Brinkmann-Göbel 2001, S. 9). In allen Gesellschaftsschichten wird jemandem zu Geburtstagen oder Neujahr Gesundheit gewünscht. Die Menschen streben nach einem möglichst gesunden und langen Leben (vgl. Hoefert 2011, S. 58). Es gibt viele Definitionen von Gesundheit. Die WHO beispielsweise definiert Gesundheit als einen „Zustand vollkommenen körperlichen, geistigen und sozialen Wohlbefindens und nicht allein das Fehlen von Krankheit und Gebrechen" (vgl. WHO 1946, Satz 1). Dieser Definitionsversuch ist allerdings umstritten, weil er Gesundheit als absoluten Zustand beschreibt, der für die meisten Menschen so nicht erreichbar ist.

Hauptinhalt des ersten Teils der Arbeit ist die Klärung des Begriffs Gesundheitsbewusstsein und der Vergleich zweier Studien zum Gesundheitsbewusstsein bzw. Gesundheitsverhalten in Deutschland. Interessant sind die unterschiedlichen Ergebnisse aufgrund der doch sehr verschiedenen Datenerhebungen.

2.1 Was versteht man unter Gesundheitsbewusstsein?

Der Begriff Gesundheitsbewusstsein wird im Duden als das „Bewusstsein um die Bedeutung, den Wert der Gesundheit und die entsprechende Lebensweise" (Scholze-Stubenrecht 1999, S. 1498) definiert. Mit der „entsprechenden Lebensweise" wird ein gesundes Verhalten beschrieben, also die Art und Weise, wie man mit seiner persönlichen Gesundheit umgeht und einen gesunden Lebensstil verfolgt. Jedoch lehren viele Beispiele, dass man sich durchaus eines Risikoverhaltens bewusst sein kann, aber eine gesunde Lebensweise trotzdem schwerfällt (vgl. Münch 2013, S. 6). So ist wohl mittlerweile auch in den unteren Bildungsschichten bekannt, dass Rauchen ein hohes Gesundheitsrisiko darstellt. Dennoch rauchen rund 30 Prozent der Erwachsenen in Deutschland (vgl. Lampert et al. 2013, S. 802). Demnach beinhaltet der Begriff Gesundheitsbewusstsein nicht zwangsläufig ein gesundheitsbewusstes Verhalten.

Gesundheitsbewusstsein ist die eigene Vorstellung der Gesundheit, die abhängig vom physischen und sozialen Umfeld ist und die sich stetig weiterentwickelt. Es geht um die subjektive Einschätzung von Gesundheit, Krankheit, Umwelt und deren Beziehungen zueinander. Es besteht eine enge Beziehung zum Gesundheitsverhalten (vgl. Blättner et al. 2011, S. 188). Demnach bedeutet Gesundheitsbewusstsein, die Kontrolle über seine Gesundheit sowie die Eigenverantwortlichkeit über das individuelle Gesundheitsverhalten zu haben und frei entscheiden zu können (vgl. Münch 2013, S. 74).

Altenhöner et al. (2014, S. 19) stellen fest: „Ein gesundheitsbewusster Lebensstil gilt als eine wichtige Determinante für Gesundheit und Wohlbefinden", was verdeutlicht, dass ein gesundes Verhalten mit der Gesundheit einhergeht. Thomas Münch (2013, S. 7) beschreibt Gesundheitsverhalten als eine „einzigartige, komplizierte Kunst" und als „komplizierte Handlung, die besonderer Leistungen und Fähigkeiten bedarf", und macht somit deutlich, wie schwierig ein gesunder Lebensstil sein kann. Denn wenn man gesund leben möchte, muss man erstmal wissen wie. Gesundheitsverhalten wird geleitet vom Wissen über die Gesundheit (Verstehbarkeit), von den Möglichkeiten der Umsetzung (Handhabbarkeit) und von der Motivation sich dafür einzusetzen (Bedeutsamkeit) (vgl. Blättner et al. 2011, S. 192). Hier kommt Erziehern, Lehrern, Eltern und nicht zuletzt auch den Physiotherapeuten eine wichtige Rolle bezüglich der Aufklärung, Beratung und Information über Gesundheit zu.

3

Demnach lässt sich das Gesundheitsbewusstsein schlecht messen, da es hochgradig subjektiv und abhängig von Faktoren wie Sozialstatus, subjektiven Normen, Einkommen, Bildung, Alter, Wohnort, soziales Umfeld oder Geschlecht ist. Gesundheitsverhalten hingegen kann man anhand bestimmter Parameter, die im Folgenden dargestellt werden, besser überprüfen und messen.

2.2 Die Gesundheit in der deutschen Bevölkerung

Die Studie zur Gesundheit Erwachsener in Deutschland (DEGS) wurde in einer ersten Erhebungswelle von 2008 bis 2011 an 180 Orten im Rahmen des Gesundheitsmonitorings vom RKI durchgeführt. Es wurden schriftliche Befragungen, körperliche Untersuchungen und die Bestimmung von Laborwerten bei der in Deutschland lebenden Bevölkerung im Alter von 18–79 Jahren durchgeführt. Insgesamt nahmen gut 8.000 Menschen teil, davon hatten etwas weniger als die Hälfte an einer ähnlichen Studie teilgenommen, dem Bundes-Gesundheitssurvey im Jahr 1998 (BGS98). Durch den Längsschnitt-Charakter der DEGS-Studie lassen sich also auch Veränderungen über mehr als zehn Jahren dokumentieren (vgl. Kamtsiuris et al. 2013, S. 620f.). Folgende Bereiche wurden untersucht: Gesundheitsstatus, subjektive Gesundheit und gesundheitsbezogene Lebensqualität, Gesundheitsverhalten, Lebens- und Umweltbedingungen, Soziodemographie sowie die Inanspruchnahme von Leistungen des Gesundheitssystems. Erhoben wurden die Daten durch standardisierte ärztliche Interviews, Arzneimittelinterviews, Gesundheits- und Ernährungsfragebögen sowie Laboruntersuchungen und körperliche und psychische Untersuchungen (vgl. Gößwald et al. 2012, S. 778). Es handelt sich um eine vielschichtige Kohortenstudie mit insgesamt 34 Ergebnisbeiträgen. Im Folgenden sollen nur die für diese Arbeit relevanten Ergebnisse vorgestellt werden.

Rund 75 Prozent aller Befragten schätzen ihren Gesundheitszustand als gut oder sehr gut ein. Der Anteil der Menschen, die körperlich aktiv sind, hat sich in den letzten zehn Jahren erhöht. Etwa die Hälfte der befragten Männer und Frauen sind regelmäßig wenigstens eine Stunde pro Woche körperlich aktiv. Obwohl rund 35 Prozent der Erwachsenen angeben, ausreichend auf körperliche Aktivität zu achten, ist der von der WHO vorgegebene, für die Gesundheit nützliche Richtwert von 2,5 Stunden körperlicher Aktivität pro Woche bei 80 Prozent der Erwachsenen nicht gegeben. Menschen mit einem hohen sozioökonomischen Status (SES) achten deutlich häufiger auf ausreichend Bewegung als Menschen mit einem niedrigen SES (vgl. Kurth 2012, S. 985).

Der Obstverzehr und somit eine ausgewogene Ernährung sind im Vergleich zur früheren Studie gestiegen. Jedoch erreicht den Richtwert von fünf Portionen Obst und Gemüse pro Tag nur ein geringer Anteil von weniger als 10 Prozent der deutschen Bevölkerung. Je höher der SES, desto mehr Obst und Gemüse wird verzehrt (vgl. Mensink et al. 2013, S. 781). Der Anteil der Raucher ist in den letzten Jahren etwas zurückgegangen, was sicherlich an den vielfältigen Maßnahmen zur Reduzierung des Zigarettenkonsums in Deutschland liegt. Trotz des starken Gesundheitsrisikos rauchen immer noch rund 30 Prozent der deutschen Bevölkerung. Je niedriger der SES, desto höher der Anteil an Rauchern (vgl. Lampert et al. 2013, S. 804). Der Anteil des riskanten Alkoholkonsums in Deutschland ist weiterhin hoch. Gemessen an Alkoholkonsum, Rauschtrinken und alkoholassoziierten Verletzungen ist der Anteil bei den Männern dreimal so hoch wie bei den Frauen. Auch in diesem Bereich besteht ein Zusammenhang mit dem SES, auch wenn dieser hier nicht so deutlich ausfällt (vgl. Hapke et al. 2013, S. 812).

Die Anzahl der Übergewichtigen, gemessen am Body Mass-Index (BMI), hat nicht zugenommen und ist sogar um 1,5 Prozent gesunken. Allerdings steigt die Anzahl der Übergewichtigen, die an Adipositas erkranken, deutlich an. Insgesamt ist dennoch die Prävalenz von Übergewicht und Adipositas bei den 18- bis 79-Jährigen in der deutschen Bevölkerung hoch. Rund 67 Prozent der Männer und 53 Prozent der Frauen sind übergewichtig. Je höher der SES, desto niedriger der Anteil an übergewichtigen bzw. adipösen Menschen (vgl. Kurth 2012, S. 982). Schwere körperliche Funktionseinschränkungen im Alltag lassen sich nur bei einer Minderheit der über 65-Jährigen feststellen. Gemessen wurden unter anderem die Mobilität anhand des Timed Up and Go-Tests und die Handgreifkraft mit einem Dynamometer (vgl. Kurth 2012, S. 982).

Die psychische Gesundheit wurde anhand eines Fragebogens und eines Interviews erhoben sowie einer psychologischen Untersuchung. Abgefragt wurden Parameter wie Depression, Schlafstörungen, chronischer Stress, Lärmbelästigungen oder das Auftreten des Burn-out-Syndroms. Etwa jede dritte Frau und jeder vierte Mann fühlt sich psychisch stark belastet. Auch hier besteht eine Korrelation mit dem SES aufgrund der meist schlechteren Wohnsituation (vgl. Kurth 2012, S. 988 f.).

Die Ergebnisse dieser Studie bilden in vielen Bereichen einen positiven Trend und mehr Hinwendung zur Gesundheit ab. Bei der Gruppe der über 65-Jährigen werden die positivsten Entwicklungen verzeichnet. Das Gesundheitsbewusstsein steigt, wenngleich es beispielsweise im Bereich der körperlichen Aktivität noch erhebliche Defizite gibt. Auffällig ist auch, dass der SES unmittelbar mit der Gesundheit korreliert: Je höher der SES ist, desto besser ist das Gesundheitsverhalten und der Gesundheitszustand. Der SES setzt sich aus Einkommen, Bildung und beruflichem Status zusammen (vgl. Siegrist 2008, S. 384).

Die Studie der DKV (Deutsche Krankenversicherung) *Wie gesund lebt Deutschland* von 2012 spricht von einem Rückgang des gesunden Lebensstils und des Gesundheitsbewusstseins in der deutschen Bevölkerung seit 2010. Nur etwa jeder zehnte Befragte lebt rundum gesund; 2010 war es noch jeder achte. Durchgeführt wurde die Befragung vom Marktforschungsinstitut Nürnberg (GfK), ausgewertet von der deutschen Sporthochschule Köln (vgl. Froböse et al. 2012, S. 9). Untersucht wurden folgende Parameter: ausreichend Bewegung (in Beruf und Freizeit) und Sitzzeiten, ausgewogene Ernährung, moderater Umgang mit Alkohol, der Verzicht auf Nikotin und wenig Stress bzw. wirksame Ausgleichsmechanismen. Zur Erhebung der Daten wurden über 3.000 Personen (ca. 200 je Bundesland) über 18 Jahre hinweg telefonisch befragt. Verwendet wurde ein von der WHO anerkannter Fragebogen. Für diese Studie wurden für alle fünf Parameter definierte Zielwerte (Benchmarks) festgelegt, nach denen beurteilt wurde. Der Grad der Abweichung von den jeweiligen Zielmarken wurde nicht erfasst. Die Befragung erfasst nur subjektive Aussagen zum Gesundheitsverhalten, und es handelt sich um eine einmalige Befragung zu einem bestimmten Zeitpunkt, also eine Querschnittsstudie (vgl. Froböse et al. 2012).

Diese Studie wurde bereits im Jahr 2010 durchgeführt, allerdings mit anderen Befragten. Subjektiv fühlen sich 60 Prozent der Befragten gesund, aber nur 11 Prozent erreichen die Zielwerte in allen fünf Bereichen. 2010 waren es noch 14 Prozent. Insgesamt leben Frauen gesünder (vgl. Froböse et al. 2012, S. 13).

Personen über 65 Jahre leben am gesündesten. In dieser Altersklasse erreichen 17 Prozent der Befragten die Bezugswerte. In den Bereichen Rauchen, Ernährung und Stress korreliert ein gesunder Lebensstil mit der Bildung (vgl. Froböse et al. 2012, S. 11). Der Anteil der Raucher ist von 25 auf 22 Prozent gesunken. Auch der Alkoholkonsum geht zurück. Der Anteil der Menschen mit einem ungesunden Lebensstil in den Bereichen Bewegung, Ernährung und Stress nimmt allerdings zu, was wiederum zu einem erhöhten Anteil an übergewichtigen Menschen führt. Zudem gibt es einen Zusammenhang zwischen Übergewicht und psychosozialen Faktoren (vgl. Froböse et al. 2012, S. 46).

Nur 50 Prozent der Deutschen achten auf ausgewogene Ernährung, nur 54 Prozent erreichen die Mindestempfehlungen an körperlicher Aktivität der WHO. Im Jahr 2010 waren das noch 60 Prozent. Bewegung wird als der zentrale Bereich für lebenslange Gesundheit angesehen (vgl. Froböse et al. 2012, S. 15). Diese Querschnittsstudie spiegelt eine Momentaufnahme wider. Man hat die Studie von 2010 mit der von 2012 verglichen und ist so zu dem Ergebnis gekommen, dass das Gesundheitsbewusstsein in der deutschen Bevölkerung sinkt. Allerdings handelt es sich um andere Studienteil-nehmer und um nur 3.000 befragte Personen.

Weiterhin wurde bei der Suche in der Datenbank Statistika mit den Begriffen Gesund-heitsbewusstsein, Gesundheitsverhalten und Gesundheit eine Statistik gefunden, die die „Anzahl der Personen, die sehr auf ihre Gesundheit achten (Gesundheitsbewusste) von 2007 bis 2013 (in Millionen)" abbildet. Seit 2010 sinkt hiernach das Gesundheits-bewusstsein. Persönlich interviewt wurden pro Jahr rund 21.000 Personen im Alter zwischen 14 und 60 Jahren. Für das Ergebnis dieser Studie spielt das Alter der Befrag-ten sicherlich eine große Rolle. Wie die DEGS und die DKV-Studie herausgefunden haben, achten gerade Menschen über 65 Jahre am meisten auf ihre Gesundheit. Diese Personengruppe wird hier nicht erfasst. Bei Jugendlichen zwischen 14 und 18 Jahren ist das Bewusstsein für eine gesunde Lebensweise noch nicht so ausgeprägt. Gerade beim Rauchen und beim Alkoholkonsum liegt das Einstiegsalter zwischen 13 und 14 Jahren (vgl. Lampert et al. 2007, S. 607). Leider konnten vom durchführenden Institut für Demoskopie Allensbach auch auf schriftliche und telefonische Nachfrage keine wei-teren Parameter zur Datenerhebung zur Verfügung gestellt werden. Deshalb wird diese Studie im weiteren Verlauf dieser Arbeit nicht analysiert, da sie nicht überprüf- und nachvollziehbar ist.

Natürlich sind die Ergebnisse abhängig vom Studiendesign und zahlreichen Parame-tern wie Alter, Zeitraum, Messverfahren, Art der Befragung, Fragebögen oder Zu-gangswege. Deswegen können die beiden Studien des RKI und der DKV nicht direkt miteinander verglichen werden. Da die DKV-Studie eine Querschnittstudie ist, lässt sich keine zuverlässige Aussage über die Veränderung des Gesundheitsbewusstseins treffen. Die Frage, ob dieses steigt oder fällt, kann hier nicht eindeutig beantwortet werden. Die DEGS-Studie kann durch den Längsschnitt-Charakter eine zuverlässigere Aussage über Veränderungen treffen. Zudem fanden körperliche Untersuchungen statt, die auch objektive Auskünfte über den Gesundheitszustand geben können. Die DEGS untersuchte und befragte 8.000 Personen, wohingegen die DKV nur 3.000 Personen telefonisch befragte.

Eine Schwachstelle bei beiden Studien könnte sein, dass die Bereitschaft zur Teilnah-me an einer Gesundheitsstudie abhängig vom persönlichen Gesundheitsinteresse ist. Da es in dieser Arbeit um das gestiegene und somit das veränderte Gesundheitsbe-wusstsein geht, wird der DEGS-Studie die für diese Arbeit größere Aussagekraft und Repräsentativität zugesprochen.

Die DEGS erkennt zwar einen Trend zu einem gesünderen Lebensstil, jedoch bleiben noch Defizite in allen Bereichen bestehen. Das Gesundheitsthema ist zwar gegenwärtig, aber von einem allgemeinen Gesundheitswahn kann man wohl nicht sprechen. Allenfalls Menschen der höheren Sozialschichten, die bereits einen gesünderen Lebensstil verfolgen, neigen zu Übertreibungen, sodass die WHO auch dieses Verhalten als alarmierend und krankmachend deklariert hat (vgl. WHO 2009, S. 31).

Die Politik sorgt durch Gesundheitsziele, Verbote, Werbung oder höhere Steuern für mehr Gesundheitsbewusstsein und teilweise auch für ein verbessertes Gesundheitsverhalten. Denn Gesundheit liegt einerseits in der Verantwortung des Staates, andererseits in der Verantwortung jedes Einzelnen. Dadurch entsteht jedoch ein Konflikt zwischen den Freiheitsrechten des Individuums und den Verpflichtungen gegenüber der Gesellschaft. Viele Menschen können der ,Pflicht' nach einer gesunden Lebensweise nur schwer nachkommen, da sie sich schon genügend Vorschriften und Pflichten unterworfen fühlen (z. B. Pflicht zur Arbeit zu gehen, Einhaltung von Gesetzen, Miete zahlen etc.) (vgl. Hoefert et al. 2011, S. 59). Wie sehr der Staat durch Verbote und Gebote in die Freiheitsrechte des Einzelnen eingreifen darf, wie viel an Eigenverantwortung für Gesundheit der Staat dem Individuum zugestehen sollte, wie viel Solidarität gefordert werden kann und welche Konsequenzen ein ungesunder Lebensstil hat, bleiben bisher ungelöste Fragen im Bereich der Public Health Ethik (vgl. Hoefert et al. 2011, S. 58 ff.).

2.3 Kriterien zur Messung des Gesundheitsbewusstseins

Das Gesundheitsbewusstsein wird – wie oben dargestellt – in verschiedenen Untersuchungen unterschiedlich erhoben. Bei allen Erhebungen wird deutlich, dass ein wichtiger, wenn nicht sogar der wichtigste Aspekt für die Gesundheit die regelmäßige körperliche Aktivität ist, die das Risiko einer Reihe von verbreiteten Erkrankungen senken kann: Kardiovaskuläre Erkrankungen, Übergewicht oder Beschwerden am Muskel- oder Skelettapparat. Zudem fördert Bewegung das psychische Wohlbefinden, stärkt das Immunsystem und verbessert die körperliche Leistungsfähigkeit. Somit erhöht regelmäßige körperliche Aktivität die Lebensqualität sowie die sozialen Kompetenzen. Deshalb stellt die Förderung von körperlicher Aktivität und Bewegung eine zentrale Säule der Gesundheitsförderung dar (vgl. Krug et al. 2013, S. 765).

Zur Beurteilung der körperlichen Aktivität haben die DEGS und die DKV-Studie den Richtwert der WHO von 2,5 Stunden Bewegung pro Woche für einen Erwachsenen herangezogen. Er gilt für die Bereiche Arbeit, Sport und Freizeit. Für Übergewicht richtete man sich ebenfalls an dem Richtwert der WHO gemessen am BMI (vgl. Kurth 2012, S. 985; vgl. Froböse et al. 2012, S. 9). Bei der Ernährung orientierte sich die DEGS an dem Richtwert der WHO und in der DKV-Studie orientierte man sich an den

Richtwerten der deutschen Gesellschaft für Ernährung (DGE). Jedoch sind beide Empfehlungen nahezu identisch. Die WHO empfiehlt fünf Portionen und die DGE 400 Gramm Obst und Gemüse am Tag (vgl. Mensink et al. 2013, S. 781; vgl. Froböse et al. 2012, S. 9). Da den Ernährungsrichtwert nur ein geringer Teil der deutschen Bevölkerung erzielt, muss er auf Umsetzbarkeit und Angemessenheit überprüft werden. Denn die Höhe der Empfehlung für täglichen Konsum scheint kaum realisierbar.

Der psychische Bereich wird in der DKV-Studie anhand von Ausgeglichenheit und subjektivem Stressempfinden, Vitalität, Schlafverhalten und Ausgleichsmechanismen gemessen (vgl. Froböse et al. 2012, S. 25). Die DEGS misst psychische Störungen anhand vom Auftreten depressiver Syndrome, Schlafstörungen und chronischem Stress (vgl. Kurth 2012, S. 988 f.).

Im Bereich Rauchen definiert die WHO starkes Rauchen ab einem Zigarettenkonsum von über 20 Zigaretten am Tag, wenngleich auch dargestellt wird, dass jegliche Formen des Rauchens, auch das Passivrauchen, gesundheitsschädlich ist (vgl. Lampert et al. 2013, S. 803). Die DKV-Studie spricht von einem gesunden Lebensstil nur bei Nichtrauchern (vgl. Froböse et al. 2012, S. 10). Im Gesundheitsbereich Alkohol wird in der DKV-Studie von einem moderaten Umgang mit Alkohol gesprochen, gelegentlicher Konsum von maximal 300 ml Bier oder 200 ml Wein sei nicht gesundheitsschädlich (vgl. Froböse et al. 2012, S.10). Was dabei „gelegentlich" bedeutet, wird nicht spezifiziert. In der DEGS wird ein von der WHO definierter riskanter Alkoholkonsum bei täglich durchschnittlich 16,5 Gramm Reinalkohol angegeben. Zudem wird zwischen exzessivem Rauschtrinken und alkoholinduzierten Verletzungen differenziert (vgl. Hapke et al. 2013, S. 812).

Durch diese präzisen Gesundheitsempfehlungen lassen sich Lebensweise und Gesundheitsverhalten messen und ein gesundheitsbewusster Mensch hat Anhaltspunkte für eine gesunde Verhaltensweise. Der Grad der Abweichung von den Zielwerten wird allerdings nicht erfasst. Außerdem schränken diese Gesundheitsempfehlungen die Freiheit und die persönliche Entfaltung der Menschen ein, und bei Nichteinhaltung drohen gesellschaftliche Konsequenzen (vgl. Hoefert et al. 2011, S. 64).

2.4 Maßnahmen zur Verbesserung der körperlichen Aktivität

Die DEGS-Studie mit ihrem Längsschnitt-Charakter, der deutlich höheren Zahl an Teilnehmern und den neben den subjektiven auch objektiven Ergebnissen scheint eine höhere Aussagekraft und Repräsentativität bezüglich der tatsächlichen Veränderung der Gesundheit und des Gesundheitsverhaltens zu haben. Diese Studie kommt zu dem

Ergebnis, dass das Gesundheitsbewusstsein in der deutschen Bevölkerung steigt. Trotzdem erreichen im Bereich der körperlichen Aktivität 80 Prozent der Menschen den von der WHO vorgegebenen Richtwert nicht. Dieser Bereich wird von verschiedenen Einflussfaktoren bestimmt. So spielen Sozialstatus, Bildung, Migrationsstaus, Geschlecht oder die persönliche Gesundheit eine große Rolle, sowie die individuelle Arbeits- und Lebenswelt. Bei sitzenden Tätigkeiten im Beruf oder einer mangelnden Infrastruktur, wenig Grünflächen oder fehlenden Fahrradwegen in Wohnortnähe ist die Gefahr zur Bewegungsarmut erhöht. Jugendliche geben häufig fehlende Freunde oder wenig Zeit als Grund für körperliche Inaktivität an (vgl. Jordan 2012, S. 74).

Im Bereich des Rauchens wurden viele Maßnahmen wie Rauchverbot in öffentlichen Einrichtungen, Erhöhung der Tabaksteuer, Antirauchkampagnen oder ein Werbungsverbot im Fernsehen oder Kino ergriffen, die zum Rückgang des Anteils der Raucher führen. Im Bereich der Ernährung gibt es nationale Programme, die häufig kombiniert mit Förderung von Bewegung sind. Aber auch beim Gesundheitsthema Stress hat sich die Verbindung von Bewegung mit Entspannungsmaßnahmen bewährt (vgl. Jordan et al. 2012, S. 78).

Zur Förderung von Bewegung und körperlicher Aktivität gibt es in Deutschland zahlreiche Maßnahmen auf Basis der Verhaltens- oder Verhältnisprävention. Jedoch gibt es noch großen Verbesserungs- und Forschungsbedarf, damit diese Programme und Initiativen auch langfristigen Erfolg zeigen. Die Präventionsstrategien in Deutschland zielen auf Information und Beratung über Gesundheit und Bewegung, auf Verhaltensänderung (Verhaltensprävention) und Strukturveränderungen (Verhältnisprävention) zur Förderung körperlicher Aktivität ab. Institutionen wie Krankenkassen, Sportvereine, Fitnessstudios oder Volkshochschulen bieten qualitätsgeprüfte und standardisierte Gruppenkurse an. Auf der Settingebene wird in Schulen Gesundheitsunterricht angeboten oder in Betrieben vor Ort Kurse zur Förderung von Bewegung wie Yoga oder Fitness. Der Deutsche Olympische Sportbund (DOSB) entwickelt hier evaluierte Konzepte. Das BMG und diverse Krankenkassen entwickeln auf der Ebene der Lebenswelten verhältnispräventive Maßnahmen und Kampagnen. Hier werden beispielsweise die Kindertagesstätten, Schulen, Betriebe oder Gemeinden miteinbezogen. Es gibt nationale Initiativen, die von der Politik, Leistungserbringern, Kostenträgern, Patientenorganisationen, Industrie oder Berufsverbänden entwickelt werden, die sogar mit Prämien von Krankenkassen belohnt werden (vgl. Jordan et al. 2012, S. 76 f.).

In der mittleren Altersgruppe gibt es dennoch vergleichsweise wenig Maßnahmen, oftmals sind diese zeitlich begrenzt (vgl. Jordan et al. 2012, S. 79). In kleinen und mittleren Betrieben werden weniger Maßnahmen zur betrieblichen Gesundheitsförderung angeboten als in Großunternehmen. Eine Studie von Beck und Schnabel (vgl. 2010, S. 222) belegt, dass in nur durchschnittlich 38 Prozent aller Betriebe in den Jahren 2008 bis 2010 Maßnahmen zur Gesundheitsförderung angeboten wurden. Nur 65 Prozent der Beschäftigten haben diese Angebote wahrgenommen, abhängig von der Betriebsgröße und Wirtschaftszweig (Beck et al. 2010, S. 226). Zahlreiche Programme gibt es allerdings in Schulen oder für Menschen über 60 Jahre. Die Politik regt die Vernetzung von verschiedenen Berufsgruppen an, um professionsübergreifende Programme zu entwickeln. Studien belegen, dass Interventionen, die aus mehreren Komponenten bestehen, wie z. B. Beratung über Ernährung und Bewegung, Gesundheitssport und informelle Werbung, die besten Ergebnisse z. B. bei Vermeidung von Übergewicht erzielen (vgl. Jordan et al. 2012, S. 79).

Gerade in den Bereichen Bewegung, Sport und betriebliche und schulische Gesundheitsförderung gäbe es Einsatzmöglichkeiten für Physiotherapeuten. Doch bei der Entwicklung oder der Durchführung solcher Programme taucht die Berufsgruppe nur selten auf.

2.5 Das Gesundheitsverhalten beeinflussen

Wie bereits erwähnt ist es wichtig ein gesundheitsförderndes Verhalten speziell im Bereich der körperlichen Aktivität zu unterstützen und zu fördern (vgl. Münch 2013, S. 54). Gesundheitsförderung ist eine effektive Maßnahme zur Veränderung des Gesundheitsverhaltens, bei der man die internen (z. B. Werte, Normen oder Überzeugungen) und die externen (Demographie, Herkunft oder soziale Einflüsse) Faktoren berücksichtigen muss. Gesundheitsförderung ist auf die Eigeninitiative und Eigenverantwortung für die individuelle Gesundheit der Menschen gerichtet. Es werden bestimmende Faktoren für Wohlbefinden und Gesundheit herausgestellt, um für größtmögliche Selbstbestimmung (Hilfe zur Selbsthilfe) über die Gesundheit zu sorgen. Es wird an den Lebensbedingungen des Einzelnen und an den sozialen Normen (z. B. Rauchverbot in öffentlichen Gebäuden) angesetzt, um so eine Verhaltensänderung herbeizuführen. (vgl. Mulzheim et al 2013, S. 30 ff.)

Der Begriff „Setting" im Bereich der Gesundheitsförderung bezeichnet einen begrenzten Ort oder ein soziales Umfeld, das die Gesundheit beeinflusst und kann auf der Mikro-, Meso- oder Makroebene ansetzen, d. h. am Individuum, an der Gemeinschaft oder der Lebenswelt. Es geht um die Befähigung zur Selbstbestimmung und Autonomie (Empowerment) und um die Beteiligung der Betroffenen in der Gesundheitsförderung (Partizipation) (vgl. Engelmann et al. 2008, S. 28).

Die Prävention dagegen richtet sich an Gruppen und versucht, Risikofaktoren durch staatliche Anweisungen zu minimieren (vgl. Mulzheim et al. 2013, S. 30). Sie „bezeichnet individuelle und gesellschaftliche Strategien und Maßnahmen, die darauf zielen, einen schlechteren Gesundheitszustand zu vermeiden ..." (Rosenbrock & Gerlinger 2006, S. 59). Somit sind Prävention, Beratung und Aufklärung ebenso Inhalt der Gesundheitsförderung wie das Erkennen und Beseitigen von Gesundheitsgefahren und Gesundheitsschäden. Ressourcen und Potenziale der Menschen sollen in unterschiedlichen Lebensbereichen durch Schaffung von gesundheitlichen Rahmenbedingungen gestärkt werden (Brinkmann-Göbel 2001, S. 469).

Auf der Mikroebene gibt es zahlreiche Theorien und Modelle der Verhaltensänderung aus der Psychologie, die hier aus Platzgründen nicht im Einzelnen berücksichtigt werden können. Vier bedeutsame Modelle, die auch für den Bereich der Physiotherapie hilfreich sein können, sollen hier stellvertretend genannt werden.

Das *Transtheoretische Modell der Verhaltensänderung* beschreibt die persönliche Veränderung als einen Prozess, bei dem man unterschiedliche Phasen durchläuft. In jeder Phase kann man ein- oder aussteigen. Das Durchlaufen dauert unterschiedlich lang und man kann nicht nur in eine höhere Stufe gelangen, sondern auch in eine untere Phase abrutschen. Folgende sechs Phasen werden beschrieben: Absichtslosigkeit, Absichtsbildung, Vorbereitung, Umsetzung, Stabilisierung und Beendigung. Um eine wirkungsvolle Verhaltensänderung herbeizuführen, muss der Therapieansatz in der jeweils richtigen Stufe erfolgen (vgl. Mulzheim 2013, S. 31 f.).

Das *Fünf-Faktoren-Modell der Persönlichkeit* teilt die Menschen in fünf Kategorien der Persönlichkeit ein, die alle mit dem Gesundheitsverhalten in Zusammenhang stehen. Personen werden bei Gesundheitsförderungsprogrammen bestimmten Kategorien zugeordnet, um die Angebote zielgerichteter und spezifischer gestalten zu können (vgl. Mulzheim 2013, S. 31).

Im *Sozial-kognitiven Modell* befinden sich Menschen an einer bestimmten Stelle eines „Kontinuums der Verhaltenswahrscheinlichkeit" (Münch 2013, S. 55). Menschliches Verhalten wird einerseits durch eine Wechselbeziehung von Verhalten, Person und Umwelt beeinflusst, andererseits durch Denkprozesse bei der Informationsverarbeitung. Der Mensch muss sich in der Lage sehen, eine bestimmte Aufgabe durchführen und bewältigen zu können (Selbstwirksamkeit) (vgl. Mulzheim 2013, S. 32 f.).

Die *Theorie des geplanten Verhaltens* geht davon aus, dass jedem Verhalten eine Absichtserklärung vorausgeht. Abhängig ist dies von der persönlichen Einstellung zur jeweiligen Handlung, vom sozialen Umfeld und von den subjektiven Normvorstellungen (vgl. Münch 2013, S. 60).

Auch für die Physiotherapie sind diese Theorien und Modelle bei der Beratung und Behandlung der Klienten hilfreich, um realistische und spezifische Erfolge erzielen zu können. Sie bilden die Basis für die Entwicklung von Programmen zur Gesundheitsförderung (vgl. Mulzheim 2011, S. 36). So kann man die Klienten in Persönlichkeitskategorien einteilen oder analysieren, in welcher Phase der Verhaltensänderung sich der Patient befindet, um die Intervention wirksam zu gestalten. Jeder Verhaltensänderung geht eine Absichtsbildung voraus, die abhängig von der individuellen Einstellung, der subjektiven Norm und der Überzeugung bezüglich einer positiven Konsequenz ist (vgl. Münch 2013, S. 60). Patienten müssen sich in der Lage sehen, das angestrebte Verhalten auch durchführen zu können, vorausgesetzt sie erachten es als sinnvoll und hilfreich (vgl. Münch 2013, S. 57).

Auf der Meso- und Makroebene erhöhen massenmediale Kampagnen zwar das Gesundheitsbewusstsein, jedoch führen sie noch keine Verhaltensänderung herbei. Erst multidimensionale Kombinationen aus Werbung, Informationsvermittlung, konkreten Angeboten aus Bewegung, Sport und Ernährung, betrieblicher und schulischer Gesundheitsförderung sowie das Einbeziehen der Zielgruppe (Partizipation) in die Entwicklung solcher Programme, führen zu einer Verhaltensänderung. Informationsvermittlung, die direkt ansetzt, ist effektiver als unspezifische Sensibilisierung. So ist beispielsweise der Hinweis auf Fahrradnutzung dort sinnvoller, wo auch attraktive Fahrradwege vorhanden sind (vgl. Jordan et al. 2012, S. 79).

3 Die Rolle der Physiotherapie

Wie in Kapitel 2.4 beschrieben gibt es zahlreiche Maßnahmen zur Verbesserung des Gesundheitsbereichs der körperlichen Aktivität. Die Physiotherapie spielt hier kaum eine Rolle, obwohl sie Spezialistin für Bewegung ist. Physiotherapeuten verdienen im Dienstleistungssektor unterdurchschnittlich wenig und klagen über fehlende Anerkennung und niedrige Wertschätzung. Die Ausbildung ist an privaten Schulen teuer, für Fortbildungen muss man Urlaub und Freizeit opfern, hohe Gebühren zahlen und ein hohes Maß an Eigeninitiative und Motivation mitbringen. Die Erwartungen und Anforderungen sind im Berufsalltag hoch.

Im zweiten Teil dieser Arbeit soll zunächst die Geschichte der Physiotherapie beleuchtet werden, um die derzeitige Situation des Berufsstandes besser verstehen zu können. Es werden nur die wichtigsten Eckdaten angegeben. Des Weiteren wird die Rolle der Physiotherapie im ersten und im zweiten Gesundheitsmarkt beschrieben sowie Chancen und Möglichkeiten, die sich für Physiotherapeuten durch das gestiegene Gesundheitsbewusstsein in der deutschen Bevölkerung ergeben könnten, um einen weiteren Beitrag zur Gesundheitsförderung leisten und die eigene berufliche Situation verbessern zu können.

3.1 Die Entwicklung der Physiotherapie in Deutschland

Im 19. Jahrhundert etablierte sich in Deutschland zunächst die in Schweden durch Pehr Henrik Ling entwickelte Heilgymnastik und verbreitete sich rasch in neu errichteten Heilinstituten, die von Ärzten geführt wurden. Parallel entwickelten sich ebenfalls ärztlich geführte Zander Institute, die eine apparative Therapie bevorzugten. Die ärztlichen Leiter dieser Einrichtungen benötigten Hilfskräfte, woraus sich zu Beginn des 20. Jahrhunderts ein Hilfsberuf entwickelte, der nur auf Anweisung des Arztes agieren durfte. Zunächst galt dieser Beruf als Frauenberuf, da er einen dienenden und helfenden Charakter hatte und daher in das Frauenbild dieser Zeit passte. Als Folge dessen entstanden die niedrigen Löhne für diesen medizinischen Hilfsberuf, da die Arbeit des weiblichen Geschlechts nicht als gleichwertig zu der des männlichen Geschlechts angesehen wurde und diese nicht in Konkurrenz treten sollten. Erst Mitte des 20. Jahrhunderts wurde die Frau dem Mann gleichgestellt, was den Weg für eine Weiterentwicklung des Berufes ebnete. In dieser Zeit entstand auch der erste Berufsverband (ZVK). Erst in den 1970er-Jahren erlernten immer mehr Männer den Beruf des sogenannten Krankengymnasten, der im Jahre 1994 durch eine neue Ausbildungsverordnung in Physiotherapeut umbenannt wurde.

Seit 2001 existieren mit wachsender Anzahl ausbildungsintegrierende Studiengänge für Physiotherapie in Deutschland. Seit 2009 gibt es primärqualifizierende Studiengänge, die die Fachschulausbildung nicht voraussetzen oder integrieren. Durch die Akademisierung soll eine eigenständige Profession innerhalb der Medizin erreicht werden mit dem Fernziel des Direktzugangs, der sich in anderen Industrieländern längst bewährt und etabliert hat (vgl. Voelker 2011, S. 24 ff.).

Viele Physiotherapeuten sind unzufrieden mit ihrem unterdurchschnittlichen Gehalt. Der durchschnittliche Bruttomonatsverdienst von angestellten Physiotherapeuten im Jahr 2010 lag bei 2.441 Euro (vgl. Destatis 2013, S. 506). Für andere Beschäftigte im Dienstleistungsgewerbe lag der durchschnittliche Bruttomonatsverdienst in 2010 bei rund 3.500 Euro (vgl. Destatis 2011, Tabelle 2). Insgesamt sind in Deutschland rund 136.000 Physiotherapeuten in Voll- oder Teilzeit beschäftigt (vgl. ZVK 2013, Abschnitt 5), davon rund 27.800 in Krankenhäusern und Vorsorge- und Rehaeinrichtungen. Es gibt rund 37.000 Physiotherapiepraxen (vgl. ZVK 2013, Abschnitt 5,7,8).

3.2   Bewegung als zentrales Element der Physiotherapie

Antje Hüter-Becker stellte schon 1997 in ihrem weitreichenden und bis heute aktuellen *Neuen Denkmodell* die Bewegungstherapie in den Mittelpunkt der Physiotherapie und nicht die enge Bindung an die medizinischen Fachbereiche. Sie beschreibt Bewegung als „unverwechselbares Ausdrucksmittel der Person, sie ermöglicht Mobilität und Teilhabe am Leben, sie ist sozusagen ein Grundnahrungsmittel" (Hüter-Becker, Betz & Heel 2001, S. 7). Bewegung muss ganzheitlich und systemisch betrachtet werden und wirkt nicht nur auf die zu behandelnde Struktur oder die entsprechende Funktionsstörung, sondern auf den ganzen Körper und kann somit positiv auf das individuelle Wohlbefinden einwirken.

Hüter-Becker beschrieb vier Wirkorte von Bewegung: Bewegungsapparat, innere Organe, Bewegungsentwicklung und Bewegungskontrolle sowie Verhalten und Erleben. Die Bewegungstherapie wirkt auf alle vier Orte ein, und der Physiotherapeut legt die Schwerpunkte in seiner Behandlung fest. Somit soll klar werden, dass das Problem eines Patienten nie auf nur einen Wirkort beschränkt ist, sondern mit unterschiedlicher Gewichtung alle vier Systeme beteiligt sind (vgl. Hüter-Becker et al. 2001, S. 1 f.). Es wird deutlich, welch großen Einfluss Bewegung auf den gesamten Körper hat und wie wir damit unser Wohlbefinden und die körperliche und geistige Gesundheit beeinflussen können. Die Weltverband für Physiotherapie (WCPT) definiert Physiotherapie als Profession, die Individuen und Bevölkerungsgruppen Strategien zum Erhalten, Wiederherstellen und Verbessern von Bewegung und Funktion anbietet. Physiotherapeuten sind Spezialisten für Körper und Bewegung (vgl. WCPT 2011, S. 1 ff.).

Körperliche Aktivität ist jedoch nicht mit Sport gleichzusetzen. Körperliche Aktivität verbraucht nennenswert Energie durch Aktivierung der Skelettmuskeln. Dazu gehört auch beispielsweise das Fahrradfahren zur Arbeit, das Treppensteigen zur Wohnung oder Gartenarbeit. Sport als Unterform von körperlicher Aktivität geht meist mit größerer körperlicher Belastung einher und beinhaltet oftmals einen Leistungs- und Wettkampfaspekt (vgl. Münch 2013, S. 25). Regelmäßige Bewegung ist für einen gesunden Lebensstil notwendig und senkt das Erkrankungsrisiko (Morbiditätsrisiko). Der von der WHO angegebene Richtwert für Erwachsene von 2,5 Stunden körperliche Aktivität pro Woche senkt das Morbiditätsrisiko von zahlreichen Krankheiten wie Herz-Kreislauf-Erkrankungen, Krebserkrankungen, Koronare Krankheiten, funktioneller Abbau im Alter oder auch von Depression. Deshalb sinkt das Sterberisiko (Mortalitätsrisiko) bei regelmäßiger angemessener Bewegung (vgl. Münch 2013, S. 29 ff).

Die methodischen Ansätze zur Förderung körperlicher Aktivität setzen sich aus Information, Verhaltenseinübung und Strukturveränderungen zusammen (vgl. Jordan et al.

2011, S. 78). In den Bereichen Gesundheitsinformation und Wissensvermittlung sowie im Erlernen von Bewegungskompetenzen sind Physiotherapeuten die Experten. Somit kommt der Physiotherapie als Fachbereich für Bewegung und körperliche Aktivität eine besondere Rolle zu. Doch wird diese auch genutzt? Die Verordnungszahlen der Krankenkassen für Physiotherapie sind von 2005 bis 2012 zwar leicht gestiegen, jedoch im Vergleich zur Ergotherapie und Sprachtherapie nur unwesentlich.

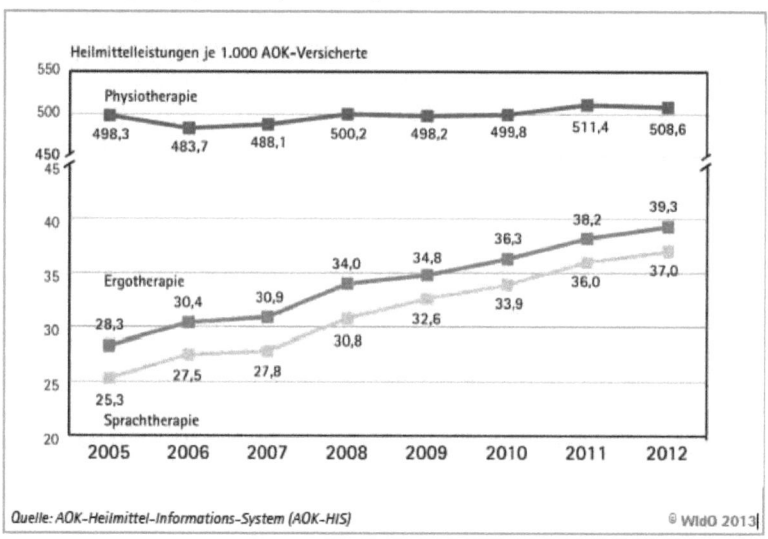

Abb. 1: Heilmittelverordnungen je 1.000 AOK-Versicherte von 2005 bis 2012 nach Leistungsbereichen. Quelle: Heilmittelbericht 2013 des wissenschaftlichen Instituts der AOK, S. 20.

Die mit Abstand am häufigsten verordnete Behandlungsart ist hier mit rund 45 Prozent aller Verordnungen „allgemeine Krankengymnastik", nicht etwa passive Maßnahmen wie Manuelle Therapie oder Manuelle Lymphdrainage. Wirbelsäulenerkrankungen sind die häufigsten Indikationen (vgl. Waltersbacher 2013, S. 39). Diverse Studien belegen, dass aktive kontrollierte Bewegungstherapie die größten Erfolge bei Wirbelsäulenerkrankungen erzielt (vgl. Hildebrandt et al. 2005, S. 59). Dies unterstreicht einmal mehr die Wichtigkeit von aktiver Physiotherapie mit einem individuell erarbeiteten Bewegungsprogramm, nicht nur in der Sekundär- und Tertiärprävention, sondern auch in der Primärprävention.

Durch den demographischen Wandel und das gestiegene Gesundheitsbewusstsein in der deutschen Bevölkerung ist der Bedarf an Bewegungs- und Physiotherapie hoch. Doch wo verzeichnet die Physiotherapie Zuwächse, wenn nicht durch gestiegene Verordnungszahlen? Laut ZVK haben mittlerweile 70 Prozent aller Physiotherapiepraxen ein ausgelagertes Gewerbe, mit dem sie auch private Leistungen verkaufen können,

erzielen damit aber nur 3,7 Prozent des Umsatzes. Die restlichen Anteile der Praxiseinnahmen werden über die gesetzliche und private Krankenkasse sowie die Unfall-
versicherung erwirtschaftet (vgl. Bittner et al. 2010, S. 18).

3.3   Die Physiotherapie im ersten und zweiten Gesundheitsmarkt

Einer der größten Bereiche im Dienstleistungs- und Wirtschaftssektor in Deutschland
ist der Gesundheitsmarkt (vgl. Specke 2005, S. 193). Gesundheitsmarkt wird im Lexikon des deutschen Gesundheitssystems als „Markt, auf dem das Angebot und die
Nachfrage für Güter und Dienstleistungen zusammentrifft, die unmittelbar oder mittel-
bar der Förderung, dem Erhalt und der Wiederherstellung der Gesundheit ... dienen ..."
(Preusker 2013, S. 211) beschrieben. Hinsichtlich des oben dargestellten steigenden
Gesundheitsbewusstseins, des demographischen Wandels und der medizinischen und
technischen Fortschritte gehört das Gesundheitswesen zu einem zukunftsträchtigen
Wachstumsmarkt. Jeder neunte deutsche Angestellte ist im Gesundheitswesen tätig,
mit steigender Tendenz (vgl. Specke 2005, S. 193).

Als erster Gesundheitsmarkt wird das klassische sozialversicherungsrechtliche Gesundheitswesen (vgl. Preusker 2008, S. 6) definiert, das hauptsächlich von der gesetzlichen und privaten Krankenversicherung geprägt ist (vgl. BMG 2013, Abschnitt 1).
Hierzu gehören beispielsweise Erstattungsfähige Arzneimittel, Krankenhausbehand-
lung oder eine ärztlich verordnete Heilmittelbehandlung. Die Physiotherapie ist im ersten Gesundheitsmarkt verwurzelt. Rund 75 Prozent der Praxiseinnahmen werden aus
der gesetzlichen Krankenversicherung generiert und rund 21 Prozent aus der privaten
Krankenversicherung. Jedoch ist die Wachstumsgrenze erreicht und es werden keine
größeren Zuwächse mehr erwartet (vgl. Bittner 2010, S. 18). Doch warum liegt der
Schwerpunkt der Physiotherapie immer noch im ersten Gesundheitsmarkt, wenn im
zweiten große Zuwächse zu erwarten sind?

Der zweite Gesundheitsmarkt ist der Markt, auf dem Leistungen, die mit Gesundheit zu
tun haben, privat finanziert werden (vgl. Preusker 2008, S. 6). Dieser Zweig wird als
treibende Kraft für das bis 2020 vorausgesagte Wachstum im Gesundheitswesen von
70 Prozent betrachtet (vgl. Preusker 2008, S. 260). Bereiche des zweiten Gesundheitsmarktes sind beispielsweise Fitness, individuelle Gesundheitsleistungen (IGeL),
Gesundheitstourismus, Wellness oder Sportartikel mit Gesundheitsbezug. Akteure des
klassischen Gesundheitsmarktes wie Physiotherapeuten oder Ergotherapeuten könnten sich auf diesem Markt etablieren und Konzepte und Angebote entwickeln (vgl.
Preusker 2008, S. 261).

Doch die Physiotherapie verzeichnet auf dem zweiten Gesundheitsmarkt nur einen Umsatz von 3,7 Prozent. Für Physiotherapeuten ist es immer noch ungewohnt um Klienten zu werben, da diese traditionell auf Verordnung eines Arztes in die Praxis kommen. Vielen Therapeuten fällt es noch schwer, Leistungen angemessen und leistungsgerecht zu verkaufen. Allgemeine Marketing-Strategien zur Bewerbung des eigenen Unternehmens sind im Bereich der Heilmittelberufe eher selten (vgl. Bittner 2010, S. 18 f.). Aber auch für die Patienten und Klienten ist es noch ungewohnt, für Gesundheitsleistungen zu bezahlen, da durch das solidarische Krankenkassensystem Heilmittel schon immer zumindest teilweise bezahlt wurden.

3.4 Gesundheitsberatung – Eine Chance für die Physiotherapie

Nur wer weiß, wie man sich gesundheitsbewusst verhält, kann dies auch entsprechend umsetzen. So ist also das Wissen über Gesundheit und Krankheitsvermeidung die Basis für ein entsprechendes Gesundheitsbewusstsein, das wiederum die Voraussetzung für einen gesunden Lebensstil ist. Dadurch hat die Gesundheitsberatung und Gesundheitsinformation eine besondere Bedeutung für die Bevölkerung. Die Physiotherapie könnte nicht nur in der bewegungsbezogenen Gesundheitsinformation und -beratung eine wichtige Rolle spielen, nutzt dieses Potenzial aber nicht. Selbst auf den Internetseiten des Bundesministeriums für Gesundheit (BMG) wird die Wichtigkeit von Patienteninformation herausgestellt, die Physiotherapie taucht dort aber als beratende und informierende Berufsgruppe nicht auf. Patientenberatung ist in erster Linie Aufgabe der Ärzte und der Krankenkassen (vgl. BMG 2014b, Abschnitt 1).

Das deutsche Gesundheitssystem ist arztzentriert und auf Akutversorgung ausgerichtet. Die Nachfrage nach Gesundheitsleistungen bestimmt der Arzt. Patienten sind oft nicht in der Lage diese zu beurteilen, einerseits wegen der Undurchsichtigkeit des Gesundheitssystems, andererseits aufgrund der körperlichen Belastung durch die Krankheit (vgl. Brinkmann-Göbel 2001, S. 14 f.).

In der Gesundheitsberatung soll dem Patienten mehr Eigenverantwortung übertragen werden, damit er selbstverantwortlich Entscheidungen mittragen kann. Der Patient soll auf Augenhöhe aufgeklärt werden, um Mitverantwortung übernehmen zu können, um so die optimale Versorgungslösung für ihn zu finden (vgl. Brinkmann-Göbel 2001, S. 1). Es solle neueste Informationstechnik eingesetzt, nur qualitätsgesicherte Informationen vermittelt und nur nach Bedarf beraten werden (Brinkmann-Göbel 2001, S. 23). Ein hoher Prozentsatz in der deutschen Bevölkerung möchte gut im Gesundheitswesen informiert werden. Vor allem in den unteren Sozialschichten, in denen die Morbidität und Mortalität erhöht ist, ist Beratung einerseits für Chancengleichheit und andererseits für Kostenminimierung indiziert (Brinkmann-Göbel 2001, S. 25 f.).

Hier könnte sich ein neues Betätigungsfeld für Physiotherapeuten ergeben. Sie könnten als ‚Gate-Keeper' oder Ansprechpartner für Patienten agieren, auf neutraler und unabhängiger Basis über den Fortgang einer Therapie beraten und informieren sowie für die optimale Koordination der Leistungen sorgen. Zudem könnte ein Berater den Patienten befähigen, beim entsprechenden Facharzt die passenden Fragen zu stellen und über die Patientenrechte aufklären (vgl. Brinkmann-Göbel 2001, S. 27). Die Beratung und Information sorgt für mehr Transparenz im Gesundheitssystem und für einen mündigen und aufgeklärten Patienten, der selbst eigenverantwortlich Entscheidungen treffen und am Genesungsprozess aktiv beteiligt werden soll (Empowerment). Sie kann in Einzelgesprächen, aber auch in Gruppen wie Selbsthilfeorganisationen stattfinden (vgl. Brinkmann-Göbel 2001, S. 25). Vor dem Hintergrund der Beratung und Information im Gesundheitssystem stellt sich die Frage nach einem Gesundheitsberater. Der Begriff des Gesundheitsberaters ist aber rechtlich nicht klar geregelt. Es gibt weder eine gesetzliche Berufsbeschreibung noch ein Berufsrecht, demnach gibt es bisher keine eigenständige und anerkannte Ausbildung zum Beruf des Gesundheitsberaters. Die Gesundheitsberatung ist somit Aufgabe der Sozialversicherungsträger und der Heil- und Heilhilfsberufe (Ärzte, Apotheker, Physiotherapeuten, Masseure oder Hebammen) (vgl. Brinkmann-Göbel 2001, S. 467 ff.). Durch die fortschreitende Akademisierung der Physiotherapie könnten Therapeuten beim Entwickeln solcher Konzepte tätig werden und diese auf Wirksamkeit untersuchen. Gerade in der Hochschule werden wissenschaftliches Arbeiten und kommunikative und beratende Fähigkeiten gelehrt. Physiotherapeuten haben das nötige Wissen über Krankheiten, Krankheitsvermeidung, Therapiemöglichkeiten sowie über Gesundheitsförderung, Prävention und Gesundheitsverhalten und ausreichend Empathie, um Klienten umfassend zu beraten und zu informieren. Über eine gute Beratung können Behandlungskosten niedrig gehalten und die Compliance des Klienten verbessert werden (vgl. Preusker 2013, S. 109).

Der Berater muss unabhängig und neutral sein und darf nicht für noch mehr Verunsicherung durch gegensätzliche Aussagen bei den Patienten sorgen. Es soll vielmehr das Vertrauen in das medizinische System und zum Arzt gestärkt und das Verstehen der Abläufe vermittelt werden (vgl. Brinkmann-Göbel 2001, S. 26). Zur Qualitätssicherung einer Beratung sollen Dokumentierungen durchgeführt werden, die Kriterien wie Klientenzufriedenheit, Vollständigkeit und Verständlichkeit der Informationen, Verbesserung der Patientenkompetenz, Konformität mit dem Gesundheitssystem, Transparenz und die Wirtschaftlichkeit der Leistung enthalten (vgl. Brinkmann-Göbel 2001, S. 449).

4   Diskussion

In diesem Kapitel sollen weitere Entwicklungsmöglichkeiten und Chancen für Physiotherapeuten dargestellt und diskutiert werden:

Wie in Abschnitt 2.2 bereits erläutert, steigen Gesundheitsbewusstsein und Gesundheitsverhalten in der deutschen Bevölkerung. Trotzdem gibt es noch Defizite in allen Gesundheitsbereichen und in allen Schichten, wenngleich die unteren sozialen Schichten in allen Bereichen benachteiligt sind. Die Hinwendung zur Gesundheitsthematik wirft neue Probleme auf. Die besagte Gesundheitshysterie geht ebenso in eine krankmachende Richtung wie ein ungesunder Lebensstil. Viele Menschen finden das gesunde Mittelmaß nicht oder haben Schwierigkeiten bei der Umsetzung der Gesundheitsziele. Die Politik versucht einzugreifen, begibt sich dabei aber auf eine ethische Gratwanderung zwischen Bevormundung durch Vorschriften und Regeln und der individuellen Selbstbestimmung und den Persönlichkeitsrechten. Jedoch kommt dem Staat eine gewisse Fürsorgepflicht zu. So muss er für Aufklärung sorgen und die notwendigen Rahmenbedingungen schaffen.

Wie in Abschnitt 3.4 erwähnt, kommt der Informationsvermittlung im Gesundheitswesen eine bedeutsame Rolle zu. Aufklärung und Sensibilisierung für einen gesunden Lebensstil sind wichtige Voraussetzungen für dessen Umsetzung. Die Physiotherapie könnte in der Beratung eine wichtige Rolle übernehmen, zumal Therapeuten als Spezialisten für Bewegung kombinierte Programme aus Beratung und Bewegung entwickeln könnten. So ist ein beratender und informierender Theorieteil zu Beginn einer Gruppe oder einer Einzelbehandlung mit anschließender körperlicher Aktivität denkbar. Nicht zuletzt durch die hohe Klientenzahl, die ein Therapeut täglich behandelt, könnte in einer einzelnen Therapie ein Teil Gesundheitsberatung stattfinden, falls nötig und gewünscht. Denkbar wäre auch ein neuer kassenärztlicher Abrechnungsposten „Beratung und Information" für spezifische Krankheitsbilder oder allgemein zur Krankheitsvermeidung, stets kombiniert mit aktiven Einflüssen. Sowohl für Patienten mit einem schwach ausgebildeten oder übertriebenen Gesundheitsverhalten als auch für Eltern von Kindern mit beispielsweise Wirbelsäulendeformitäten wäre eine solche Intervention indiziert.

Um die Gesundheit schon in jungen Jahren zu fördern und für ein angemessenes Gesundheitsbewusstsein zu sorgen, wäre die Einführung eines Unterrichtsfaches „Gesundheitsbewusstsein" denkbar. Das könnte von entsprechend ausgebildeten Physiotherapeuten zusammen mit Pädagogen und Lehrern entwickelt werden. Zusätzlich könnten Physiotherapeuten Lehrer und Eltern beraten, die wiederum das Erlernte an die Kinder und Schüler weitergeben, und ggf. das häusliche Umfeld oder die Lernsituation in der Schule anpassen. Eine Beratungssituation könnte in Schulen oder Kindertagesstätten stattfinden, aber auch in spezifisch geplanten Beratungsgruppen für Eltern oder Lehrer in der Praxis. Mit einer solchen Gesundheitsorientierung könnte auch dem oben beschriebenen krankhaften Gesundheitswahn entgegengewirkt werden, durch die Schulung eines moderaten gesundheitlich geprägten Lebensstils.

Doch das System scheint starr und es bedarf noch vieler Bemühungen seitens der Heilmittelerbringer gegenüber der Politik, diese von den eigenen Kompetenzen zu überzeugen. So wird auch der Ruf an die Politik und die Krankenkassen lauter dem Berufsstand der Physiotherapeuten mehr Vertrauen und Anerkennung entgegenzubringen. Auch die Berufsverbände sollten sich gemeinsam für eine Stärkung des Berufes einsetzen und an einem Strang ziehen. Die Idee der Verkammerung der Heilmittelerbringer sollte geprüft und vorangebracht werden, um mehr politischen Einfluss ausüben zu können.

So verharren viele Berufsgruppenangehörige auf der klassischen Rolle des Krankengymnasten mit Schwerpunkt auf passiven „Hands-on"-Techniken. Mit geringem Selbstbewusstsein, aber einem großen Wissens- und Erfahrungsschatz verkümmern viele Therapeuten in den Praxen und Kliniken, obwohl sie einen größeren Beitrag zur Gesundheitsförderung leisten könnten. Anstatt selbst initiativ zu werden und sich mit innovativen Ideen auf dem Gesundheitsmarkt zu etablieren, beklagen sich viele Kollegen immer nur über das geringe Gehalt, die schlechten Bedingungen und das niedrige Ansehen des Berufes.

Der sektorale Heilpraktiker für Physiotherapie ermöglicht den Physiotherapeuten seit 2009 erstmals einen direkten Zugang. Mit rechtlicher Sicherheit dürfen Physiotherapeuten mit der entsprechenden Zulassung vom zuständigen Gesundheitsamt Patienten direkt ohne ärztliche Verordnung in der eigenen Praxis untersuchen und behandeln. Die Zulassungsvoraussetzungen sind auf Länderebene geregelt und unterscheiden sich somit erheblich. Das Gesundheitsamt prüft nach Durchsicht aller relevanten Unterlagen diese Zulassung; ggf. ist eine Prüfung mit vorausgegangener Schulung nötig. Der zeitliche und finanzielle Aufwand ist sehr unterschiedlich. Mit vorangehender Untersuchung von einem Physiotherapeuten mit der Heilpraktikererlaubnis dürfen sogar andere Therapeuten in der gleichen Praxis den Klienten behandeln. Es dürfen allerdings nur Techniken benutzt werden, die in der berufsschulischen Ausbildung auch Inhalt waren. Diese Behandlung wird privat direkt mit dem Patienten abgerechnet, d. h. es besteht keine Kostenübernahme der Krankenkasse. (vgl. VPT 2013, Abschnitt 3 & 4).

Diese relativ neue Form bietet Physiotherapeuten auf dem freien Markt die Möglichkeit, Klienten direkt zu screenen[1], die Wartezeit auf eine therapeutische Intervention zu verkürzen und das medizinische System zu entlasten. So wäre eine physiotherapeutische Untersuchung mit einer anschließenden indikationsabhängigen Behandlung möglich. Ein verantwortungsvoller Umgang mit der neuen Kompetenz muss allerdings vorausgesetzt werden, auch um die ärztliche Kompetenz nicht zu untergraben. Das Wohl des Patienten muss höchste Priorität haben und monetäre Ziele müssen in den Hintergrund rücken. Denn eine physiotherapeutische Behandlung ist nicht bei jedem Patienten indiziert und das Wissen um die sogenannten „Red Flags"[2] muss gewährleistet sein.

Ein Beispiel aus Japan lehrt, dass Physiotherapeuten auch an Screening-Programmen an Schulen in einem interdisziplinären Team teilnehmen[3]. Als Spezialisten für den Bewegungsapparat und Haltungsschäden können schon in frühen Jahren muskuloskelletale Erkrankungen erkannt und dementsprechend frühzeitig behandelt werden. Beispielsweise die Skoliose bildet sich in der Pubertät aus und bietet hauptsächlich in diesem Entwicklungsstadium die besten Behandlungsmöglichkeiten. Oftmals wird die Erkrankung aber erst später erkannt, wenn man nur noch die Folgeschäden behandeln kann.

Auch auf dem zweiten Gesundheitsmarkt gäbe es zahlreiche Möglichkeiten, von der allgemeinen Hinwendung zur Gesundheitsthematik in der deutschen Bevölkerung zu profitieren. Private Leistungen aus dem Wellness-Bereich wie Massage (klassische Massage, Hot-Stone Massage, Bereichsmassage oder Aromaölmassage), Entspannungstherapie (Muskelentspannung nach Jacobson oder Reflexzonentherapie), fernöstliche Therapieformen (Qui Gong, Shiatsu oder Reiki) oder auch die Yogatherapie könnten mit guter Qualität und einer guten Marketingstrategie zu Umsatzzuwächsen führen.

---

1   Screening: Physiotherapeuten führen eine therapeutische Anamnese und physische Untersuchung mittels standardisierten Testverfahren durch, um Kontraindikationen zu erkennen und die Indikation für eine physiotherapeutische Behandlung zu bestimmen (vgl. vgl. Hüter-Becker et al. 2005a, S. 27).
2   Red Flags: Geben Hinweis auf ernsthafte Erkrankungen und erfordern eine weitere Differentialdiagnostik durch den Arzt (vgl. Hüter-Becker et al. 2005b, S. 22).
3   Unterrichtsthema in Diagnostik und Behandlungsverfahren ASH, Berlin, 17.06.2014, Dozentin: Schnabel, Stefanie (vgl. Anhang I).

Jedoch muss man in Anbetracht der genannten Möglichkeiten für Physiotherapeuten die berufliche Emanzipation im Zuge des Akademisierungsprozesses diskutieren. Das Bestreben der Physiotherapie ist es, mehr Ansehen und Wertschätzung beim medizinischen Fachpersonal und in der Bevölkerung zu erlangen. Man möchte den Ärzten auf Augenhöhe begegnen und fraglich bleibt, ob solche Angebote in physiotherapeutischen Einrichtungen dem langfristigen Ziel helfen würden, denn es gibt keine Wirksamkeitsnachweise über diese Leistungen. Deswegen ist es zweifelhaft, ob derartige Angebote in einem medizinischen Kontext förderlich für die Entwicklung zu einer eigenständigen und unabhängigen Profession sind, in der evidenzbasiertes Arbeiten höchste Priorität haben sollte. Andererseits sind viele Praxen, deren Klientenanteil hauptsächlich aus Patienten der gesetzlichen Krankenkasse besteht, auf die Einnahmen aus dem zweiten Gesundheitsmarkt angewiesen. Das moralische und ethische Dilemma wird hier offensichtlich und kann allgemeingültig nicht gelöst werden. Etwas glaubwürdiger wären spezifische IGeL-Angebote, die in Arztpraxen schon seit Jahren üblich sind. Zusätzlich zu den verordneten Therapien können Praxen privat finanzierte Fangopackungen, Kältetherapie, Kinesio Taping oder Rotlicht anbieten, um den Behandlungserfolg zu verstärken.

Ein weiterer Markt, den Physiotherapeuten erschließen könnten, wäre das Personal Training oder therapeutisches Personal Training. Die Berufsbezeichnung ist nicht geschützt und unterliegt noch keinen rechtlichen Vorschriften (vgl. IST 2014, S. 2). Man könnte ein angepasstes spezifisches Sportprogramm entwickeln und den Patienten durch den Prozess der Kräftigung, Stabilisierung und Genesung begleiten und coachen. Vorteil der Physiotherapeuten ist das medizinische und trainingstherapeutische Wissen, das vielen selbsternannten Personal Trainern fehlt. Zudem können die Therapeuten auch mit passiven Maßnahmen akute Beschwerden behandeln oder mit unterstützenden Maßnahmen wie Kinesio Taping für Muskeldetonisierung oder -tonisierung sorgen.

Auf der Ebene der Hilfe zur Selbsthilfe haben die Physiotherapeuten viele Strategien, die sie den Klienten vermitteln könnten. Die Begriffsbezeichnung könnte auch therapeutischer Coach oder Personal Coach lauten. Auch in diesem Bereich ist es aus berufspolitischer Sicht unabdingbar, die Qualität zu sichern und den medizinisch-therapeutischen und evidenzbasierten Anspruch auf höchster Ebene zu halten.

5   Fazit und Ausblick

Abschließend kann festgestellt werden, dass das Gesundheitsbewusstsein und das Gesundheitsverhalten in der deutschen Bevölkerung steigen. Gemessen wird dies an Parametern wie körperliche Aktivität, Rauchen, Alkoholkosum, Übergewicht oder psychische Belastungen. Gerade im Bereich der körperlichen Aktivität gibt es im mittleren Alter in allen Schichten noch Verbesserungsbedarf. Insgesamt ist das steigende Gesundheitsbewusstsein und die Hinwendung zum Gesundheitsthema eine positive Entwicklung in Deutschland. Es ist wichtig, dass die Menschen wissen wie man gesund lebt, wie man das umsetzen kann und wie bedeutsam das ist. Dennoch sollte die Gesundheit nicht alle Lebensbereiche beeinflussen und unser ganzes Handeln bestimmen. Gesundsein setzt eine Art „blindes Vertrauen" in die eigene Gesundheit voraus. Die völlige Hingabe zum Gesundheitsthema wäre auch nicht unbedingt gesund und würde im schlimmsten Fall zu einer Vereinsamung führen (vgl. Blättner et al. 2011, S. 191 f.).

Die Physiotherapie könnte im Bereich Bewegung und körperliche Aktivität eine größere Rolle in der Gesundheitsförderung spielen. Als Bewegungsspezialisten mit einem hohen theoretischen und praktischen Wissen wird das Potenzial noch nicht ausgeschöpft. Durch die Akademisierung könnten neue Konzepte entwickelt und auf Wirksamkeit geprüft werden. Auch in anderen Gesundheitsbereichen wie der Gesundheitsberatung oder dem Personal Training könnten sich Physiotherapeuten etablieren. Hier mangelt es einerseits an Vertrauen seitens der Politik, andererseits auch an der eigenen Motivation. Die Etablierung auf dem zweiten Gesundheitsmarkt muss man aus berufspolitischer Sicht kritisch sehen, da sie hinderlich beim Prozess der Professionalisierung sein könnte. Dennoch bieten sich Physiotherapeuten die in Kapitel 4 angesprochenen Möglichkeiten, um sowohl den Klienten umfangreicher zu helfen als auch ihr eigenes Selbstverständnis als Berufsgruppe zu stärken und somit ihre eigenen Interessen zu fördern.

Literaturverzeichnis

Altenhöner, T., Philippi, M. & Böcken, J. (2013). Gesundheitsverhalten und Änderungen im Gesundheitsverhalten – welche Relevanz haben Bildung und Schicht? *Gesundheitswesen* 2014; 76; 19-25.

Beck, D. & Schnabel, P.-E. (2010). Verbreitung und Inanspruchnahme von Maßnahmen zur Gesundheitsförderung in Betrieben in Deutschland. *Gesundheitswesen* 2010; 72; 222-227

Bittner, F. & Knoll, W. (2010). 2. Gesundheitsmarkt – Gute Zukunftschancen für Physiotherapeuten. *ZVK Journal* 2010, 18-21.

Blättner, B. & Waller, H. (2011). Gesundheitswissenschaft – Eine Einführung in Grundlagen, Theorie und Anwendung (5. überarb. und erweit. Aufl.). Stuttgart: Kohlhammer.

BMG – Bundesministerium für Gesundheit (2013). Gesundheitswirtschaft im Überblick. Abgerufen am 17.06.2014 unter: http://www.bmg.bund.de/gesundheitssystem/gesundheitswirtschaft/gesundheitswirtschaft-im-ueberblick.html

BMG – Bundesministerium für Gesundheit (2014a). Entwicklung nationaler Gesundheitsziele. Abgerufen am 16.07.2014 unter: http://www.bmg.bund.de/gesundheitssystem/gesundheitsziele.html

BMG – Bundesministerium für Gesundheit (2014b). Gesundheitsinformationen. Abgerufen am 05.06.2014 unter: http://www.bmg.bund.de/glossarbegriffe/g/gesundheitsinformationen.html

Brand, A., Engelhardt von, D., Simon, A. & Wehkamp, K.-H. (2001). Individuelle Gesundheit versus Public Health? Münster: Lit Verlag.

Brinkmann-Göbel, R. (2001). Handbuch für Gesundheitsberater. Bern: Hans-Huber Verlag.

Deutscher Verband für Physiotherapie (ZVK) e.V. (2014). Zahlen, Daten, Fakten aus berufsrelevanten Statistiken. Abgerufen am 06.06.2014 unter: https://www.physiodeutschland.de/fileadmin/data/bund/Dateien_oeffentlich/-Beruf_und_Bildung/Zahlen__Daten__Falten/Zahlen__Daten__Fakten_-_onli ne.pdf

Destatis – Statistisches Bundesamt (2011). Bruttoverdienste inklusive Sonderzahlungen von Vollzeitbeschäftigten 2010. Abgerufen am 23.06.2014 unter: https://www.destatis.de/DE/PresseService/Presse/-Pressemitteilungen/2011/02/PD11_047_623.html

Destatis – Statistisches Bundesamt (2013). Verdienste und Arbeitskosten. Abgerufen am 23.06.2014 unter: https://www.destatis.de/DE/Publikationen/Thematisch/VerdiensteArbeitskosten/VerdiensteBerufe/Verdienststrukturerhebung21620011 09004.pdf__blob=publicationFile

Engelmann, F., Halkow, A. (2008). Der Setting-Ansatz in der Gesundheitsförderung. Berlin: WZB. Abgerufen am 09.07.2014 unter: http://bibliothek.wzb.eu/pdf/2008/i08-302.pdf

Froböse, I. & Wallmann, B. (2012). DKV Report „Wie gesund lebt Deutschland" 2012. Abgerufen am 22.05.2014 unter: http://www.dkv.com/downloads/DKV-Report-2012.pdfGößwald, A., Lange, M., Kamtsiuris, P. & Kurth, B. (2012). DEGS: Studie zur Gesundheit Erwachsener in Deutschland – Bundesweite Quer- und Längsschnittstudie im Rahmen des Gesundheitsmonitorings des Robert-Koch-Instituts. *Bundesgesundheitsblatt*, 6/7, 775-780.

Hapke, U., von der Lippe, E. & Gaertner, B. (2013). Riskanter Alkoholkonsum und Rauschtrinken unter Berücksichtigung von Verletzungen und der Inanspruchnahme alkoholspezifischer medizinischer Beratung – Ergebnisse der Studie zur Gesundheit Erwachsener in Deutschland (DEGS1). *Bundesgesundheitsblatt*, 5/6, 809-813.

Hensen, P. & Kölzer, C. (2011). Die gesunde Gesellschaft – Sozioökonomische Perspektiven und sozialethische Herausforderungen. Wiesbaden: VS Verlag.

Hildebrandt, J., Mannion, A., Brox, J., Kovacs, F., Klaber-Moffet, J. & Staal, B. (2005). Evidenz der Bewegungstherapie und Manuellen Therapie bei chronischen nichtspezifischen Rückenschmerzen – Darstellung der europäischen Leitlinien. *Physioscience*, 1, 59-66.

Hinz, A. & Decker, O. (2006). Gesundheit im gesellschaftlichen Wandel – Altersspezifik und Geschlechterrollen. Gießen: Psychosozial Verlag.

Hinz, A., Hübscher, U., Brähler, E. & Berth, H. (2010). Ist Gesundheit das höchste Gut? – Ergebnisse einer bevölkerungsrepräsentativen Umfrage zur subjektiven Bedeutung von Gesundheit. *Gesundheitswesen*, 72, 897-903.

Hoefert, H.-W., Klotter, C. (2011). Gesunde Lebensführung – kritische Analyse eines populären Konzepts. Bern: Hans Huber Verlag.

Hüter-Becker, A., Betz, U. & Heel, C. (2001). Das neue Denkmodell in der Physiotherapie – Band 1: Bewegungssystem. 2. Auflage. Stuttgart: Georg Thieme Verlag.

Hüter-Becker, A., Dölken, M. (2005a). Untersuchen in der Physiotherapie. 2. Auflage. Stuttgart: Georg Thieme Verlag.

Hüter-Becker, A., Dölken, M. (2005b). Physiotherapie in der Orthopädie. Stuttgart: Georg Thieme Verlag.

IST – Studieninstitut (2014). Studienbeschreibung „Personal Training". Abgerufen am 28.06.2014 unter:
http://www.ist.de/download/studienbeschreibungen/personal_training_studienbeschreibung.pdf

Jordan, S., Weiß, M., Krug, S. & Mensink, G. (2012). Überblick über primärpräventive Maßnahmen zur Förderung von körperlicher Aktivität. *Bundesgesundheitsblatt* 2012, 55, 73-81.

Kamtsiuris, P., Lange, M., Hoffmann, R., Schaffrath Rosario, A., Dahm, S., Kuhnert, R. & Kurth, B.M. (2013). Die erste Welle der Studie zur Gesundheit Erwachsener in Deutschland (DEGS1). *Bundesgesundheitsblatt* 5/6, 620-630.

Krug, S., Jordan, S., Mensink, B., Müters, S., Finger, J. & Lampert, T. (2013). Körperliche Aktivität – Ergebnisse der Studie zur Gesundheit Erwachsener in Deutschland (DEGS1). *Bundesgesundheitsblatt*, 5/6, 765-771.

Kurth, B. (2012). Erste Ergebnisse aus der „Studie zur Gesundheit Erwachsener in Deutschland" (DEGS). *Bundesgesundheitsblatt*, 8, 980-990.Lampert, T. & Thamm, M. (2007). Tabak-, Alkohol- und Drogenkonsum von Jugendlichen in Deutschland – Ergebnisse des Kinder- und Jugendgesundheitssurveys (KiGGS). *Bundes-gesundheitsblatt*, 5/6, 600-608.

Lampert, T., von der Lippe, E. & Müters, S. (2013). Verbreitung des Rauchens in der Erwachsenenbevölkerung in Deutschland – Ergebnisse der Studie zur Gesundheit Erwachsener in Deutschland (DEGS1). *Bundesgesundheitsblatt*, 5/6, 802-808.

Mensink, G., Truthmann, J., Rabenberg, M., Heidemann, C., Haftenberger, M., Schien kiewitz, A. & Richter, A. (2013). Obst- und Gemüsekonsum in Deutschland – Ergebnisse der Studie zur Gesundheit Erwachsener in Deutschland (DEGS1). *Bundesgesundheitsblatt*, 5/6, 779-785.

Mulzheim, S. & Pobaschnig, S. (2013). Das Gesundheitsverhalten ändern. *Physiopraxis*, 11-12, 30-37.

Rosenbrock, R. & Gerlinger, T. (2006). Gesundheitspolitik – Eine systematische Einführung. 2. Auflage. Bern: Hans Huber Verlag.

Scholze-Stubenrecht, W. (1999). Duden – Das große Wörterbuch der deutschen Sprache. Band 4. 3. Auflage. Mannheim: Dudenverlag.

Siegrist, K. (2008). Sozioökonomischer Status und Gesundheitsverhalten. *PiD – Physiotherapie im Dialog* 4-2008, 9. Jahrgang.

Specke, H.,K. (2005). Der Gesundheitsmarkt in Deutschland – Daten, Fakten, Akteure. 3. Auflage. Bern: Hans Huber Verlag.

Preusker, U.,K. (2008). Das deutsche Gesundheitssystem verstehen – Strukturen und Funktionen im Wandel. Heidelberg: Economica-Verlag.

Preusker, U.,K. (2013). Lexikon des deutschen Gesundheitssystems. 4. Auflage. Heidelberg: Medhochzwei-Verlag.

Voelker, C. (2011). Physiotherapie – Berufliches Selbstverständnis. Berlin: Cornelsen Verlag.

VPT – Verband Physikalische Therapie (2013). Sektoraler Heilpraktiker und die Frage der Delegation. Abgerufen am 27.06.2014 unter: http://www.vpt.de/no_cache/de/aktuelles/vpt-meldun-gen/meldung/article/sektoraler-heilpraktiker-und-die-frage-der-delegati-on//790d74d023bf41e41aea955f0d99d86f/?chb_suche_aktuelles=1&chb_suche_recht=1&chb_suche_buecher=1&suche_fields=2

Waltersbacher, A. (2013). Heilmittelbericht 2013. Abgerufen am 14.06.2014 unter: http://www.wido.de/fileadmin/wido/downloads/pdf_heil_hilfsmittel/wido_hei_hmb ericht2012_1212.pdf

WCPT – World Confederation for Physical Therapy (2011). Policy statement: Description of physical therapy London, UK. Abgerufen am 11.06.2014 unter: http://www.wcpt.org/policy/ps-descriptionPT

WHO – Weltgesundheitsorganisation (1946). WHO – Definition von Gesundheit. Abgerufen am 26.06.2014 unter: http://www.who.int/about/definition/en/print.html

WHO – Weltgesundheitsorganisation (2009). Milestones in health promotion – State ments from global conferences. Genf, Schweiz. Abgerufen am 23.06.2014 unter: http://www.who.int/healthpromotion/Milestones_Health_Promotion_05022010.p df?ua=1

ZVK – Physio-Deutschland (2013). Zahlen, Daten, Fakten aus berufsrelevanter Sicht. Abgerufen am 28.06.2014 unter: https://www.physio-deutsch land.de/fileadmin/data/bund/Dateien_oeffentlich/Beruf_und_Bildung/Zah len__Daten/Zahlen__Daten__Fakten_online.pdf

Screening und Differentialdiagnostik

Seminar 17.6.14, ASH, Stefanie
Schnabel

Screening in der Physiotherapie

* Osteoporosis screening

* Sportphysiotherapie: Functional movement screening

* Red-Flags e.g. LWS-Schmerzen

* Skoliose Screening bei Schulkindern (in Japan)

S.11

29

BEI GRIN MACHT SICH IHR
WISSEN BEZAHLT

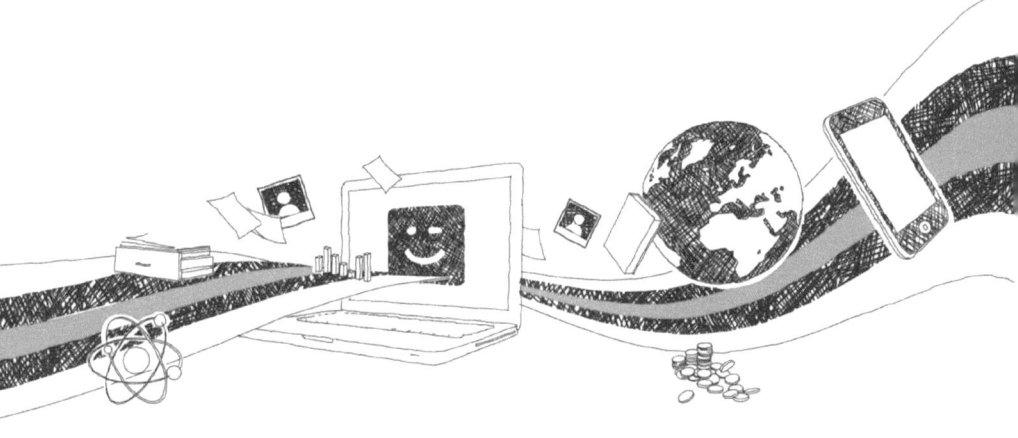

- Wir veröffentlichen Ihre Hausarbeit,
  Bachelor- und Masterarbeit

- Ihr eigenes eBook und Buch -
  weltweit in allen wichtigen Shops

- Verdienen Sie an jedem Verkauf

Jetzt bei www.GRIN.com hochladen
und kostenlos publizieren

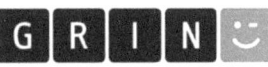